CONSEIL CENTRAL D'HYGIÈNE ET DE SALUBRITÉ

DE LA LOIRE-INFÉRIEURE

ASSAINISSEMENT DE L'ERDRE

RAPPORT

PRÉSENTÉ AU NOM DE LA COMMISSION SPÉCIALE

Par M. LE Dr BERTIN

Médecin des Hôpitaux

NANTES

IMPRIMERIE C. MELLINET. — BIROCHÉ ET DAUTAIS, SUCC^{rs}

Place du Pilori, 5

1900

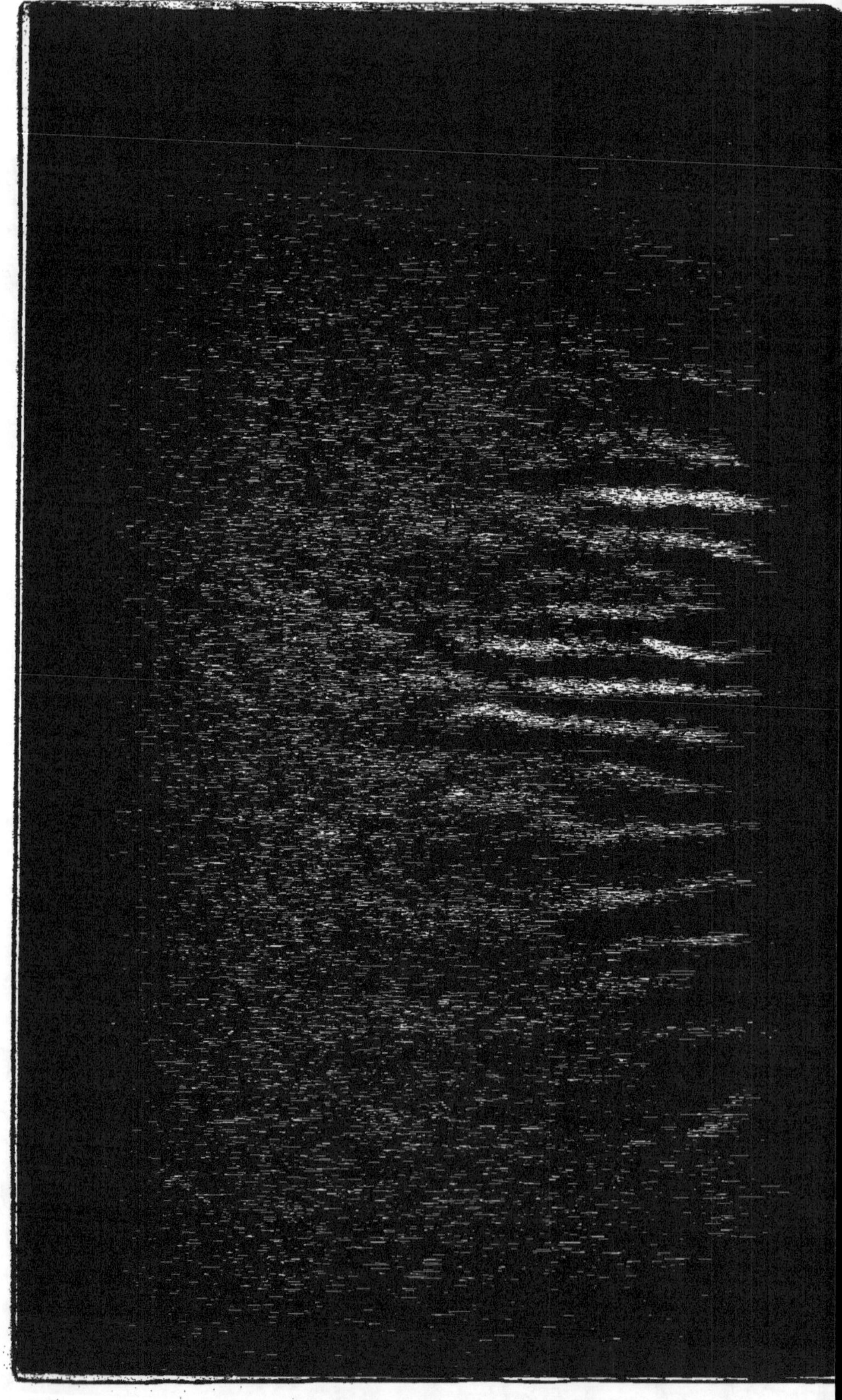

ASSAINISSEMENT DE L'ERDRE

RAPPORT

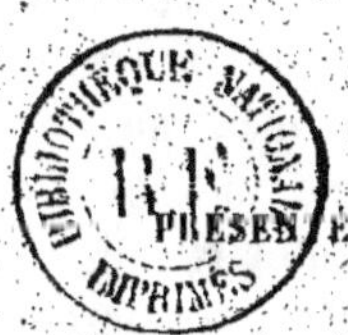

PRÉSENTÉ AU NOM DE LA COMMISSION SPÉCIALE (1)

PAR M. LE Dr BERTIN

Médecin des Hôpitaux.

MESSIEURS,

Le Conseil central d'hygiène de la Loire-Inférieure, poursuivant la réalisation des vœux qu'il a exprimés à plusieurs reprises pour obtenir l'assainissement complet de la ville de Nantes, a demandé les réformes sanitaires suivantes :

1° Distribution abondante d'eau pure : 40,000 mètres cubes par jour ;

2° Création d'un réseau complet d'égouts ;

3° Exécution de la loi sur les logements insalubres, afin d'arriver à l'hygiène de l'habitation.

---

(1) Cette Commission était composée de MM. le Dr Bertin, médecin des hôpitaux, président de la Commission ; Allotte de la Fuye, colonel du génie ; Dr Attimout, médecin des hôpitaux ; Dr Dornin, secrétaire du Conseil d'hygiène ; Mercier, pharmacien-chimiste ; Michel, ingénieur de la Ville ; Dr Tachard, directeur du Service de santé du XIe corps d'armée ; Dr Rappin, directeur de l'Institut Pasteur.

La première de ces réformes commence à peine à se *réaliser* et quand on suit la marche des étapes qu'il a fallu parcourir pour arriver au résultat obtenu aujourd'hui, on comprend la nécessité de diviser l'exécution des travaux à entreprendre en séries, de façon à pouvoir les faire exécuter suivant leur degré d'utilité, d'urgence et suivant leur rapport avec les ressources financières de la ville.

Ainsi, nous vous voyons tout d'abord étudier le système filtrant Lefort, conseiller le rachat du traité avec la Compagnie des Eaux, demander le déplacement de la prise d'eau, puis après l'examen des résultats obtenus à la suite des travaux entrepris par M. l'Ingénieur de la Ville pour obéir au désir exprimé par le Comité consultatif d'hygiène publique de France, à l'effet de savoir si on pouvait alimenter Nantes par des eaux de sources, vous avez collaboré à des recherches nouvelles sur des filtres à sable, avec polarité, sans polarité.

Je n'ai pas besoin de vous rappeler, Messieurs, tout le concours savant et dévoué que vous avez apporté dans l'étude de ces diverses questions qui avaient pour but de réaliser une partie de votre programme sanitaire, c'est-à-dire une distribution abondante d'eau pure. Certes, la distribution n'est pas encore abondante, puisque 20,000 mètres cubes seront seulement distribués après l'achèvement des travaux décidés récemment par la ville, mais notre collègue M. l'Ingénieur de la Ville nous a fait savoir que le programme de l'Administration comporte la possibilité d'arriver prochainement à une distribution de 30,000 mètres cubes et plus tard à 40,000 mètres cubes.

Remarquez, Messieurs, que ce résultat si attendu, si souvent demandé par le Conseil d'hygiène, n'a pu cependant être obtenu qu'à la suite d'études permettant de sérier les travaux à exécuter.

Aussi, pour arriver, à Nantes, à la création d'un réseau complet d'égouts pouvant évacuer facilement toutes les eaux vannes, domestiques, industrielles, pluviales et recevant aussi toutes les déjections des habitants, à l'aide de l'hygiène bien comprise des habitations, il nous faudra grouper les travaux à entreprendre, suivant l'urgence et l'utilité du résultat à obtenir, suivant aussi les ressources financières dont peut disposer l'Administration. Mais, dans cette question si grave pour l'avenir sanitaire de Nantes, il est indispensable que tout d'abord il soit établi un plan d'ensemble dont l'exécution complète pourra se réaliser dans un temps déterminé, mais permettant cependant l'exécution de divers travaux d'égouts, dans des points particuliers de la ville et s'imposant par leur urgence, par la nécessité d'obtenir immédiatement des améliorations tout à fait nécessaires.

Cet exposé de principes bien établi, il est important de déterminer la nature du travail, qui, au point de vue du résultat urgent à obtenir, devrait être entrepris le premier, surtout si les finances de la ville permettaient presque immédiatement son exécution.

Rapporteur d'une Commission nommée en 1898 par le Conseil d'hygiène et composée de MM. le Dr Attimont et Allotte de la Füye, à l'effet d'étudier, sur les plaintes de riverains, voisins de l'usine Ruff, l'insalubrité des eaux de l'Erdre, provoquée surtout par l'envoi dans cette rivière des eaux résiduaires de l'usine Ruff, nous avions cru devoir appeler l'attention du Conseil sur l'insalubrité de cette rivière déterminée non pas seulement par l'envoi des eaux de l'usine Ruff, mais aussi par l'envoi de toutes celles des usines situées sur ses rives, ainsi que par l'arrivée dans l'Erdre de plusieurs ruisseaux qui y déversaient les déjections de nombreux habitants.

Nous avions même, au nom de cette Commission, signalé le danger permanent couru par la population nantaise qui, en grande partie, faisait laver son linge salé dans les nombreux bateaux à laver stationnant sur cette rivière ; appuyant nos observations sur les résultats des analyses bactériologiques pratiquées par notre collègue, M. le Dr Tachard, nous nous étions efforcé de démontrer que l'on pouvait ainsi expliquer l'origine de nombreux cas d'érysipèle, de furoncles, de fièvre puerpérale déterminés par le port de linges lavés dans une eau aussi insalubre et riche en staphyloccoques et en streptoccoques.

*

Le Conseil voulut bien prendre en considération ces observations et une Commission composée de MM. Attimont, Allotte de la Fûye, Bertin, Dorain, Mercier, Michel, Tachard, Rappin, fut chargée d'étudier les causes de l'insalubrité de l'Erdre et de proposer les mesures propres à son assainissement.

Rapporteur de cette nouvelle Commission, nous serions presque tenté d'obéir à nos sentiments personnels et de vous inviter à choisir immédiatement, comme premier travail d'égouts à exécuter, celui qui aurait pour résultat de faire cesser l'insalubrité de cette rivière, insalubrité qui a été tant de fois constatée par des plaintes fréquentes et sérieuses élevées non seulement par les riverains, mais presque par tous les habitants de Nantes qui ont bien des fois soulevé des réclamations contre les mauvaises odeurs perçues sur son parcours.

Mais, laissant de côté notre opinion personnelle, nous croyons pouvoir vous démontrer, par les considérations suivantes, la nécessité d'exécuter immédiatement le travail permettant de faire cesser, le plus rapidement possible, les conditions d'insalubrité de cette rivière.

Causes d'insalubrité de l'Erdre.

La topographie des lieux, le plan de la ville de Nantes nous montrent que l'Erdre qui traverse une grande partie de notre ville, du nord au sud, reçoit dans son lit toutes les eaux vannes, pluviales et ménagères, d'une population comptant près de 30,000 habitants et logée sur ses deux versants occupant une surface de plus de 300 hectares. Or, il est très important de remarquer que tous ces produits nocifs, accumulés chaque jour dans l'Erdre, ne peuvent être emportés rapidement, en dehors de leur dépôt, par suite de l'arrêt forcé déterminé par l'écluse. Il en résulte fatalement une accumulation des produits organiques qui, entrant facilement en fermentation, laissent dégager des émanations putrides qui sont des agents certainement nuisibles à la santé publique.

Indépendamment de ces conditions générales d'insalubrité, nous voyons un grand nombre d'usines, tanneries, teinturerie, filature de crins, usine à gaz, abattoir, y déverser toutes leurs eaux résiduaires et augmenter ainsi d'une façon considérable le dépôt de produits fermentescibles ; faut-il ajouter que deux ruisseaux assez importants, qui sont véritablement des égouts à ciel ouvert, recevant les déjections des riverains, viennent également y déverser une quantité considérable de matières fécales ; tels sont les ruisseaux dits Gué-Moreau et de la Bonde ?

On peut donc affirmer que l'Erdre, par suite des dispositions que nous venons d'énumérer, *est un véritable égout à ciel ouvert, à écoulement très lent et contenant pour ainsi dire les déjections d'un très grand nombre d'habitants et les eaux résiduaires, riches en matières organiques, de beaucoup d'usines riveraines.*

Avec une pareille insalubrité, on doit comprendre tout le danger que court la population à faire laver son linge sale dans une eau si profondément contaminée. Aussi, la Commission réclame-t-elle très nettement l'interdiction du lavage du linge dans toute la partie de la rivière située en aval du pont de la Motte-Rouge, où les matières putrescibles viennent s'accumuler. Des mesures administratives devront donc être prises pour changer l'emplacement des bateaux-lavoirs.

Etude des moyens qui ont été proposés pour supprimer les causes d'insalubrité.

1° RECOUVREMENT DE L'ERDRE.

Mais alors si on admet que l'Erdre est un égout à ciel ouvert, pourquoi ne se servirait-on pas de cet égout presque naturel, en le recouvrant simplement et en permettant d'établir ainsi sur cette voûte un boulevard qui viendrait embellir tout le quartier de l'Erdre ?

Votre Commission ne rejette pas absolument ce recouvrement, mais elle l'ajourne pour le moment, car se plaçant seulement au point de vue hygiénique, elle ne croit pas que ce recouvrement ferait cesser les émanations désagréables dont se plaignent si fréquemment tous les habitants de Nantes. En effet, la théorie d'un égout veut que, par sa disposition, les produits organiques, les eaux vannes, les déjections soient entraînés le plus rapidement et à la plus grande distance possible des points où ces matières viennent s'y jeter. En conséquence, le recouvrement de l'Erdre ne changera pas l'arrivée lente et continue de ces matières, leur fermentation putride, puisqu'elles seront toujours obligées d'y séjourner plus ou moins de temps, par l'arrêt forcé de l'écluse.

D'un autre côté, les bouches d'entrée et de sortie de cet espèce de tunnel seraient presque des vomitoires des émanations putrides qui ne tarderaient pas à être perçues par tous les habitants.

Enfin, les regards établis sur ce recouvrement pour permettre la ventilation de ce canal couvert deviendraient également des bouches d'égout laissant échapper toutes les mauvaises odeurs.

D'un autre côté, votre Commission estime que si cette solution venait à prévaloir, les études nécessaires entreprises par l'Etat, se plaçant au point de vue des intérêts de la batellerie, les enquêtes faites au nom du Service de la navigation, entraîneraient des retards si considérables qu'il est presque impossible de fixer l'époque à laquelle le travail d'assainissement de l'Erdre pourrait commencer.

Si maintenant, en se plaçant seulement au point de vue de l'embellissement du quartier de l'Erdre, on désire le recouvrement pour y établir un boulevard, votre Commission est loin de s'y opposer, mais elle considère que ce travail ne doit être exécuté qu'après celui qui aura eu pour résultat l'assainissement de ce quartier.

On sait que les moustiques sont des agents de transmission de plusieurs maladies infectieuses et on serait assez disposé à admettre que le recouvrement de l'Erdre aurait le résultat de faire disparaître ces insectes si désagréables pour les habitants riverains, mais alors pourquoi ne pas recouvrir également le bras Saint-Félix, dont les riverains se plaignent autant du voisinage des moustiques.

Il faut également remarquer que les œufs des moustiques ne se développent pas dans les eaux qui ont un courant même très léger, mais seulement dans les mares à eau dormante ; aussi nous croyons que le recouvrement de l'Erdre, même celui du canal Saint-Félix ne produiraient pas la disparition de ces insectes qui, comme nous l'avons dit, se développent seulement dans les mares tranquilles de nos voisins les ruraux et qui viennent ensuite s'abattre dans nos appartements.

Votre Commission ayant ajourné, au point de vue hygiénique pur, le recouvrement de l'égout-Erdre, il est essentiel maintenant d'étudier les moyens qui peuvent permettre à l'Erdre de ne plus recevoir ces matières dangereuses et de revenir à l'état de rivière salubre et commode.

2° DÉPLACEMENT DE L'ABATTOIR.

Dans la séance du 2 juillet 1890, M. le Rapporteur de la Commission nommée pour étudier le projet de restauration de l'abattoir et de l'établissement d'un égout latéral à l'Erdre, s'exprime en ces termes :

« Le projet municipal, dont l'examen vous est soumis, » comporte les dispositions suivantes :

» 1° L'abattoir sera maintenu dans l'emplacement actuel ;

» 2° Les fondoirs et les triperies seront transportés dans » le 4e canton, près de la boire des Récollets ;

» 3° Un égout partant du bas de la route de Rennes et se » continuant jusqu'à la Loire sera établi ;

» 4° Les réparations et nouveaux aménagements nécessaires » seront faits à l'abattoir de la rue Talensac.

Le Rapporteur, se plaçant tout d'abord au point de vue de l'hygiène, fait remarquer que « l'abattoir, comme apparte- » nant à la première classe des établissements insalubres, ne rem- » plit nullement aujourd'hui les conditions réglementaires. » En vain a-t-on pu faire observer les avantages de sa situa- » tion centrale, le rendant commode pour la boucherie, des

» considérations d'un ordre supérieur forcent à oublier celle-
» là ; la règle est absolue. Les abattoirs doivent être placés
» loin du centre des villes, à leur circonférence.

» Le Conseil d'hygiène a donc le devoir de maintenir éner-
» giquement les principes qu'il a le mandat de rappeler ; il
» n'y a pas manqué en 1882, quand son vote unanime con-
» sacrait les propositions de sa Commission énoncées ainsi
» dans le rapport de M. Abadie père : « Votre Commission a
» été unanime à vous proposer de recommander le déplace-
» ment le plus prompt possible de l'abattoir ».

En 1890, à l'unanimité des membres votants, le Conseil
demanda le transfert le plus tôt possible de l'abattoir.

Certes, l'évacuation des eaux résiduaires de l'abattoir, en
dehors de l'Erdre, pourrait peut-être amoindrir les causes de
l'insalubrité de cet établissement, mais répétant ce que l'on
vous disait en 1890, nous vous faisons remarquer que des
considérations d'un ordre supérieur priment les considérations
secondaires et nous pensons que le Conseil d'hygiène, d'accord
avec sa Commission, considérant que l'abattoir est un établissement insalubre de première classe qui doit être placé loin
du centre de la ville et à sa circonférence, voudra bien maintenir ses déclarations précédentes et demander, au nom de la
loi, son transfert le plus tôt possible, sans s'occuper des améliorations que pourraient apporter à son insalubrité les diffé-
rents travaux proposés pour l'assainissement de l'Erdre.

En 1890, l'Administration municipale, émue des sources de
contamination de l'Erdre par les eaux des égouts de l'abattoir,
avait cru réaliser une réforme sanitaire importante, soit dans
l'insalubrité de l'abattoir, soit dans l'assainissement de l'Erdre,
en proposant la construction d'un égout collecteur partant du
pont Morand, recevant, outre les détritus de l'abattoir, les eaux
de toute la partie haute de la ville et celles de l'usine à gaz.

Remarquons immédiatement que, dans ce projet, l'assainissement de l'Erdre était une question secondaire, puisque le
collecteur ne recevait pas les eaux résiduaires venant en amont
du pont Morand et pas du tout celles de la rive gauche.

Le projet visait surtout le maintien de l'abattoir à son siège actuel, se basant sur l'amélioration apportée au renvoi de ses eaux d'égout.

« Cet égout, disait l'Administration, sera muni, à son point
» de départ, au bas de la route de Rennes, d'une vanne qui
» permettra d'utiliser les eaux de l'Erdre pour faire des
» chasses ; il débouchera en Loire, à 0^m,60 au-dessous du
» zéro du pont de la Bourse, de telle sorte qu'il sera couvert
» à chaque marée ; il sera muni d'une autre vanne à son point
» d'arrivée, vanne qui se fermera quand les eaux seront
» basses. »

Le Rapporteur, au nom de la Commission, demanda au Conseil d'émettre un vœu énergique en faveur de l'étude d'un plan d'ensemble d'égouts, car, dit-il, tous les hygiénistes reprochent aux nouveaux égouts, comme aux anciens, de se trouver insuffisants et même dangereux, faute d'avoir été réunis par un plan d'ensemble ; puis, désapprouvant le choix de l'issue de l'égout projeté au centre d'un quartier habité (quai Brancas) et au niveau d'un bras du fleuve qui, à certains moments de l'année, est pauvre en eau, et considérant que l'amélioration de l'abattoir actuel ne sera pas obtenue par la création d'un égout collecteur latéral à l'Erdre, il proposa le rejet de la proposition de l'Administration, rejet qui fut adopté par le Conseil.

Examen de la situation actuelle.

La situation aujourd'hui est la suivante :

1° L'abattoir a été maintenu ; il a été réparé dernièrement avec une dépense de 300,000 fr. et il y a toutes les chances possibles pour voir son maintien exister encore pendant plusieurs années ;

2° Pendant ce temps, l'Erdre devenant de plus en plus un égout à ciel ouvert, recevant chaque année des quantités considérables d'eau infecte provenant d'usines nouvelles situées sur ses rives, continue à infecter la ville de Nantes.

Il est donc absolument nécessaire de reprendre la question comme en 1890 :

1o Demander énergiquement à l'Administration municipale de déplacer l'abattoir, comme le veut la loi ;

2o Assainir promptement l'Erdre.

Utilité de deux égouts latéraux.

Il résulte d'un rapport en date du 7 mai 1898, de M. l'Ingénieur de la Ville, que, quel que soit le système adopté pour l'évacuation des eaux usées (système séparatif ou système du tout à l'égout), il y a lieu d'établir des égouts latéraux à l'Erdre, pour éviter que les détritus de la ville aillent concourir à la corruption des eaux de cette rivière. En effet, l'Erdre étant une rivière à très faible débit, en été, ne doit recevoir aucune eau chargée d'ordures. Le séjour en amont de l'écluse des matières charriées par les eaux pluviales continuant à empoisonner la rivière, il est indispensable que tous ces produits nocifs soient entraînés à la Loire avant leur arrivée dans l'Erdre.

Deux égouts latéraux à l'Erdre s'imposent donc : leur tracé résulte de l'état actuel des quais.

Sur la rive droite, l'égout partirait du pont de la Motte-Rouge et suivrait les quais jusqu'à la rue d'Orléans, s'engagerait ensuite dans la rue d'Orléans, pour déverser ses eaux dans l'égout de la rue Lapérouse. En abandonnant le quai Cassard et en utilisant l'égout déjà existant qui tombe en Loire, aux abords de l'Hôtel des Postes, on éviterait de traverser la ligne du chemin de fer, ce qui est une opération toujours onéreuse.

Sur la rive gauche, l'égout prendrait naissance au pont de la Motte-Rouge. Il suivrait les quais jusqu'à la place des Petits-Murs et franchirait l'Erdre en siphon pour se réunir au collecteur de la rive droite avant l'arrivée de celui-ci dans la rue d'Orléans.

Nous ne pouvons suivre M. l'Ingénieur dans ses dispositions techniques, mais il ajoute que ces dispositions permettent à cette fraction de collecteur de la faire rentrer, soit dans un plan général d'égouts analogue à celui proposé par la Société des grands travaux de Marseille, soit de l'utiliser à conduire à la Loire les eaux des deux versants de l'Erdre dans le cas où le système séparé serait adopté à Nantes.

L'exécution de deux égouts latéraux à l'Erdre nous a paru absolument justifiée. Cependant, de toutes les objections qui ont déterminé le rejet des propositions de l'Administration municipale en 1890, une seule a été retenue par votre Commission. L'envoi des eaux des collecteurs latéraux à l'Erdre dans un bras de la Loire ne peut être considéré comme une bonne mesure sanitaire. Il est vrai que l'Erdre ne recevrait plus de détritus organiques, mais ceux-ci iraient contaminer la Loire. Il faut cependant remarquer que cette objection perd une partie de sa valeur depuis le déplacement de la prise d'eau, car votre rapporteur de 1890 montrait surtout le danger du déversement de l'égout de l'abattoir à proximité de la prise d'eau du quai de Richebourg. Cette situation n'est plus à craindre. Il faut encore ajouter que le déversement aura lieu dans un bras du fleuve soumis aux fluctuations de la marée et, par suite, la dilution des matières putrescibles sera plus rapide, leur évacuation vers l'aval pendant le jusant vaudra mieux que leur séjour en amont de l'écluse, dans un canal sans courant, où la fermentation devient très puissante.

Quoi qu'il en soit, votre Commission croit devoir faire connaître, dans ses conclusions, que cette solution du déversement près du pont de la Bourse devra être considérée comme essentiellement provisoire.

CONCLUSIONS

Votre Commission, ayant été nommée spécialement pour rechercher les moyens d'assainir l'Erdre et les quartiers qui l'environnent, après vous avoir exposé la situation actuelle, formule ainsi qu'il suit ses conclusions :

1º Il y a lieu de construire, latéralement à l'Erdre, deux égouts collecteurs, devant recevoir toutes les eaux des ruisseaux du Gué-Moreau, de la Bonde, des riverains des deux rives, de toutes les usines situées sur les rives, ainsi que les eaux pluviales des deux versants ;

Comme complément à ces égouts, le Gué-Moreau, le ruisseau de la Bonde devront être canalisés et transformés en égouts couverts comme la Chézine ;

2° Les dispositions techniques des deux égouts latéraux à l'Erdre devront être arrêtées de telle sorte que ces ouvrages fassent partie du plan général d'assainissement de la ville ;

3° Ces deux égouts devront être considérés, parmi tous les travaux d'assainissement, comme les plus urgents et les premiers à exécuter ;

4° L'envoi, dans le bras de la Bourse, de toutes les eaux recueillies par les collecteurs latéraux à l'Erdre devra être considéré comme essentiellement provisoire, en attendant l'achèvement du plan général d'assainissement qui permettra de diriger ces eaux dans un émissaire général ;

5° Maintenant toutes les décisions précédentes relatives à l'abattoir, votre Commission demande, conformément à la loi, son transfert hors Nantes ;

6° Il sera interdit, dès maintenant, de laver le linge dans l'Erdre, en aval du pont de la Motte-Rouge.

Le Rapporteur,

Dr BERTIN,
Méd cin des hôpitaux.

Les conclusions de ce rapport ont été approuvées par le Conseil central d'hygiène publique et de salubrité de la Loire-Inférieure, dans sa séance du 27 juillet 1900

Imp. C. Mellinet, pl. du Pilori, 5. — Biroché et Dautais, succrs.